LA CONJONCTIVITE GRANULEUSE

DANS L'ÉTAT ACTUEL DE LA SCIENCE

PAR

Le Dr Georges CRAINICIANO

AVEC 24 FIGURES DANS LE TEXTE

PARIS
OCTAVE DOIN, ÉDITEUR
8, PLACE DE L'ODÉON, 8

1905

LA CONJONCTIVITE GRANULEUSE

DANS L'ÉTAT ACTUEL DE LA SCIENCE

PAR

Le Dr Georges CRAINICIANO

AVEC 24 FIGURES DANS LE TEXTE

PARIS
OCTAVE DOIN, ÉDITEUR
8, PLACE DE L'ODÉON, 8

1903

A mon excellent Maître et Ami

MONSIEUR LE Dr GUILLAUME SCHULECK

PROFESSEUR D'OPHTALMOLOGIE

ET ANCIEN RECTEUR DE L'UNIVERSITÉ DE BUDAPEST, ETC.

LA CONJONCTIVITE GRANULEUSE

DANS L'ÉTAT ACTUEL DE LA SCIENCE

La conjonctivite granuleuse[1] est de nos jours une des questions les mieux étudiées par différentes recherches ophtalmologiques; cependant il existe encore beaucoup de lacunes à compléter dans nos connaissances en cette matière, qui est si importante tant au point de vue des intérêts individuels et généraux, que de celui de notre spécialité.

En nous basant sur notre expérience depuis une bonne série d'années relative à cette maladie et considérant les résultats en cette matière obtenus par l'assiduité de nombreux auteurs, nous essayerons de les mettre en concordance avec nos opinions et expériences, et de démontrer ce qu'il y a déjà d'élucidé ou au contraire encore de douteux et ce qui est par conséquent nécessaire d'être bien envisagé, pour nous servir de thème à résoudre à l'avenir.

Commençons d'abord par quelques notions principales sur la conjonctive normale en général, pour passer ensuite aux questions pathologiques relatives à la conjonctivite granuleuse et les raccorder avec les symptômes cliniques, traitement, etc.

La conjonctive est très adhérente au tarse, tandis qu'au delà, jusque près de la cornée, elle se relâche et devient mobile. La portion tarsale de la conjonctive des enfants est tout à fait lisse; mais les personnes âgées ont la conjonctive plus ou moins irritée

1. Dénominations : Aspritudo, densitas, granositas, hypersarcoma, lippitudo, palpebra ficosa, pladarotes, psorophtalmia, scabrities oculorum, sclerophtalmia, sycosis, tarsitis, trachitis, trachoma (terme repris par Ambrois Paré, Maître-Jean, etc.) — Conjonctivite granulaire, dartre des paupières, fluxion catarrhale, granulations, ophtalmie algérienne, o. des armées, o. belge, égyptienne, épidémique, militaire (bellica, castrensis), rogne des yeux. — Mulberry eyelid. — Follicularblennorrhoe, Granulose, Körnerkrankeit, Lymphom (infectiöses) — Szemcsés Kötöhártyalob (hongrois). — Marriat (esthonien, baie). — Boala (en Moldavie et Bassarabie).

ou même hypertrophiée, et nous pouvons distinguer surtout avec une bonne *loupe*, que sa surface est parsemée des nombreux mamelons petits et lucides, les plus visibles au niveau du bord orbitaire du tarse, et de petits vaisseaux sanguins qui traversent les saillies. On les appelle « papilles » ou « corps papillaire », quoiqu'elles diffèrent des vraies papilles ; elles sont moins prononcées au milieu du tarse et bien développées vers les angles des paupières. Vers le cul-de-sac elles s'étendent seulement jusqu'à la première ou deuxième plicature, où elles forment un conglomérat confluent dans ces replis proéminents.

I. *Histologiquement* la conjonctive est constituée par deux couches supraposées : l'*épithélium* et le *derme* (muqueux, ou tu-

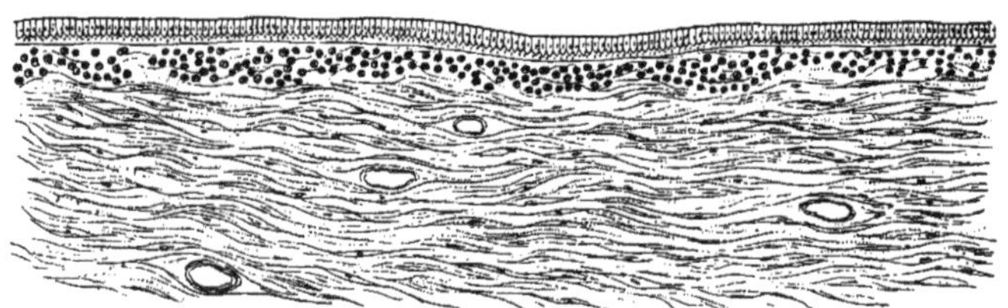

Fig. 1.

nique propre), sous lequel se trouve encore du *tissu sous-jacent*. Ce dernier manque au niveau du tarse, mais on considère ce tarse même comme une sous-muqueuse condensée.

La figure 1, empruntée au remarquable ouvrage de M. Villard [1], nous montre une coupe transversale de la conjonctive supra-tarsienne. La couche supérieure est l'*épithélium*, au-dessous de lui est la couche superficielle ou *adénoïde* du derme, et puis la couche profonde ou fibreuse du derme, où se trouvent les vaisseaux sanguins et lymphatiques.

L'épithélium est cylindrique au niveau du tarse jusqu'au fond du cul-de-sac, mais de là jusqu'à la cornée il est pavimenteux ; à cause de cette disposition, la première partie de la conjonctive a le caractère des membranes muqueuses, la deuxième celui de la peau ; sur la première se peuvent former par exemple des follicules, sur l'autre des phlyctènes [2].

1. *Anatomie pathologique de la conjonctivite gran.* Paris, 1896.
2. Greeff. *Pathologische Anatomie des Auges* (dans le traité de Orth). Berlin, 1902, p. 2.

Comme on voit dans la figure 1, le derme se divise en deux couches : l'une superficielle ou adénoïde, qui est très mince, l'autre profonde ou *fibreuse*, qui est plus épaisse.

La couche adénoïde est formée par des travées de tissu conjonctif, dont les faisceaux permettent avec facilité l'infiltration des globules blancs. La forme réticulée lui a valu le nom d'adénoïde. Ces globules (cellules rondes, corpuscules lymphatiques, leucocytes) sont dans le cul-de-sac si abondants, qu'ils forment une sorte de petits *nodules* [1] *folliculaires*, qui existent même à l'état normal chez beaucoup de personnes, de préférence dans le cul-de-sac inférieur, où on peut les voir à l'œil nu. Lesdits globules se multiplient notablement à l'occasion de toute inflammation. Cependant, la présence de telles nodules isolés dans la conjonctive ne nous autorise pas à parler d'un état pathologique.

Parmi les auteurs existe quelque incertitude sur l'état physiologique ou pathologique des « papilles », des « nodules folliculaires » et du « tissu adénoïde » mentionné plus haut. Mais ce qui est certain, c'est le manque de tissu adénoïde chez les nouveau-nés, parce que ledit tissu se développe plus tard, quand d'ordinaire se forment plus ou moins aussi les papilles.

Quant à la conjonctive bulbaire de l'homme, elle est à l'état normal sans papilles et sans tissu adénoïde.

La *couche fibreuse* est constituée par de forts faisceaux connectifs entrelacés; dans cette couche sont contenus : les artères, les veines, les lymphatiques et les nerfs. Dans la profondeur cette couche se confond avec le *tissu conjonctif sous-jacent*.

L'*histologie pathologique* dénote que les follicules et granules (amas arrondi des cellules lymphatiques rondes) ont leur siège principal dans la couche adénoïde de la conjonctive. Ces éléments cellulaires sont bien plus polymorphes qu'on n'aurait pu le constater avec un grossissement ordinaire.

Ainsi on trouve dans les follicules et granules : des lymphocytes, des leucocytes mononucléés qui se multiplient probablement par caryokinèse, des grandes cellules, des phagocytes et des éléments accessoires [2] comme : des cellules à noyaux multiples, des cellules

1. Nous dirons : *nodule* dans l'état normal, *follicule* dans la conjonctivite folliculaire et *granule* dans celle granuleuse.

2. J'ai fait en 1888 des recherches histo et bactériologiques à l'Institut d'anatomie pathologique et de bactériologie de M. Babes. Outre les éléments usuellement trouvés dans toutes les pièces, nous avons rencontré quelquefois des cellules géantes, lesquelles ont fixé notre attention d'une manière singulière. Il est probable que les sujets, qui nous ont offert de telles pièces ont eu une constitution différente des autres; la tuberculose a pu aussi coexister.

à granulations éosinophiles et des leucocytes polynucléés (VILLARD).

Les follicules et granules se trouvent soit dans les papilles, soit dans la profondeur de la conjonctive. La figure 2 (de l'ouvrage classique de SAEMISCH [1]) représente une coupe à travers la conjonctive pénétrée des granulations chroniques; les granules occupent les papilles gonflées à différentes hauteurs, le tissu adénoïde est diffusément infiltré, autour des vaisseaux existe une infiltration cellulaire modérée.

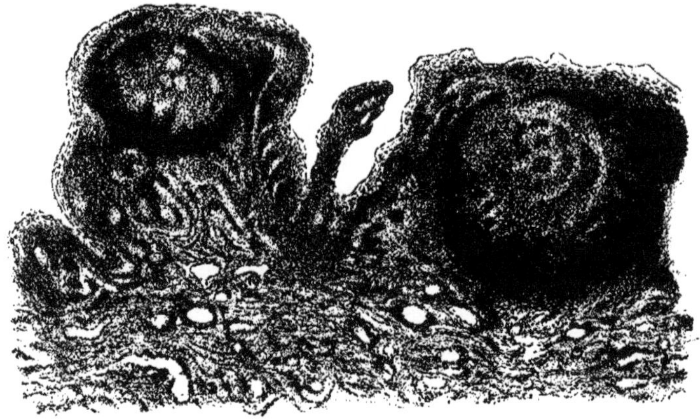

Fig. 2.

Sur le tarse la conjonctive est bien étendue, par conséquent les granules se développent difficilement, et, comme on le verra à l'occasion de la symptomatologie, ils ont là au commencement un autre aspect que dans le reste de la conjonctive.

La figure 3, d'après une coupe d'ELSCHNIG [2], prise du cul-de-sac, représente les follicules formés par des cellules lymphoïdes avec noyaux ronds et peu de protoplasma; ils s'étendent jusqu'à l'épithélium qui n'est pas altéré. De même le tissu sous-conjonctival d'entre ces cellules n'est pas sensiblement altéré.

Dans la figure 4 (une coupe à travers le cul-de-sac), sont deux granules bien limités dans un tissu très infiltré par des cellules rondes. La couche épithéliale est en partie enlevée, le granule du milieu

1. *Handbuch der Augenheilkunde*, 2e éd., V, vol., Ire part., ch. IV Leipzig, 1904, p. 112.

2. BIRNBACHER. *Pathologische Histologie d. menschl. Auges.* Leipzig, 1899, pl. I.

présente déjà quelques désagrégations (les stries blanches) dans les masses cellulaires qui le composent ; et c'est, d'après M. BIRNBACHER, duquel dérive cette figure, la seule différence histologique entre un granule et un follicule.

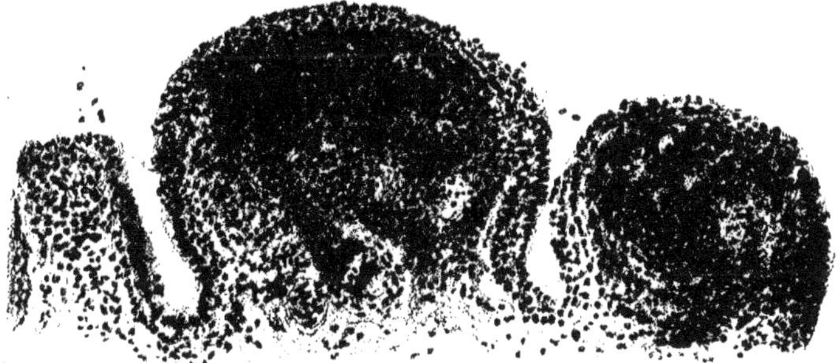

Fig. 3.

L'évolution régressive des granules se fait soit par ulcération et élimination en dehors, soit par résorption de leur contenu ; en même temps les éléments adénoïdes se détruisent et sont remplacés par un tissu cicatriciel. Le tarse se recroqueville soit par les

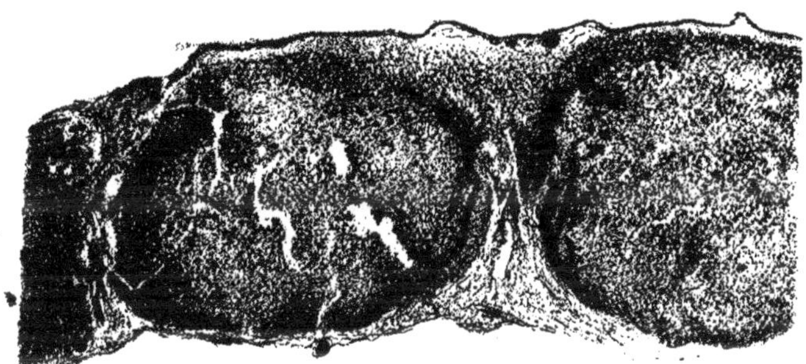

Fig. 4.

cicatrices dans la conjonctive soit par un processus inflammatoire propre.

Dans un nombre de cas la maladie ne se limite pas seulement à la conjonctive palpébrale et à celle du cul-de-sac, mais elle se transmet aussi sur celle du bulbe et sur la cornée, en formant sur celle-ci le *pannus* granuleux. Ce pannus s'observe de préférence sur les sujets scrofuleux, et contient des granules analogues à ceux de la conjonctive.

La différence anatomique entre le follicule et le granule est la suivante : autour du premier il n'existe presque pas de réaction inflammatoire, tandis qu'autour du granule il y a de la rougeur et un gonflement de la conjonctive, mais souvent on doit faire appel à la bactériologie (Greeff).

Nous reviendrons sur cette question à l'occasion du diagnostic.

II. — Les *recherches bactériologiques* ont constaté dans le sac conjonctival normal presque tous les microbes du milieu ambiant. On peut les diviser en bactéries *inoffensives* ou « non pathogènes », puis *relativement pathogènes*, et enfin en bactéries toujours pathogènes ou *spécifiques*, lesquelles produisent une maladie conjonctivale plus ou moins bien déterminée.

Dans la *première série* on peut citer : les bacilles pseudodiphtériques (du xérosis, segmentés, en massue), les staphylocoques peu virulents, les pseudogonocoques et des sarcines [1].

Dans la *deuxième série* on trouve : le diplocoque de la pneumonie ou pneumocoque, le diplococcus albicans tardissimus, le bacterium coli commune, le streptocoque pyogène, les staphylocoques pyogènes et le bacille de la diphtérie, qui tantôt restent inoffensifs, tantôt déterminent différentes conjonctivites, plus ou moins persistantes. On peut encore citer ici le bacillus megatherium et le proteus vulgaris.

Des microorganismes *du troisième groupe* ne nous intéressent ici que ceux qui peuvent avoir quelque rapport avec la conjonctivite folliculaire et granuleuse. En général on admet qu'une maladie si distincte doit avoir son microorganisme qui la produit, seulement nos méthodes ou instruments d'investigation ne sont pas suffisamment perfectionnés.

Les recherches en cette matière datant de 1881 à nos jours accu-

1. D'après les derniers travaux en cette matière on peut citer commme habitant le sac conjonctival normal : le *bacillus* subtilis, mesentericus vulgatus, m. ruber et m. fuscus, bacillus diffusus, b. fluorescens liquefaciens, b. aurantiacus, b. butyricus, b. pseudodiphtericus, b. circumscriptus, b. hirsutus, b. prodigiosus, b. varicosus, b. albicans pateriformis, b. liodermos, b. aureus, b. lactericeus, b. ochraceus, b. nodosus parvus et aerobacillus citreus ; parmi les *micrococques :* le micrococcus candicans, le staphylococcus cereus albus et flavus, le st. pyogenes aureus, albus et citreus, le st. epidermidis albus, m. citreus, m. flavus liquefaciens, m. flavus desidens, m. roseus, m. tetragenes, m. concentricus, m. aquatilis, m. carneus, m. aurantiacus, diplococcus albicans tardus et albicans amplus, m. albicans liquefaciens, diplococcus coryzæ, d. citreus conglomeratus, d. citreus liquefaciens ; *sarcina* lutea, s. flava, s. aurantiaca, s. alba, et le pediococcus cerevisiæ.

sent comme agent de la maladie des *microcoques* ou *diplocoques* plus ou moins différents l'un de l'autre. Les auteurs de cette idée sont : Sattler, Koch, Andrews, Poncet, Desormes, Michel, Raehlman, Otremba-Socor-Negel, Staderini, Goldschmidt, Schmidt, Kurcharski, Wagjeewski, Petresco, Rhein, Schmidt-Rimpler, Wittram, Syndacker. La minorité des auteurs, c'est : Hirschberg-Krause, Shongolowitz, Müller, ont supposé qu'un *bacille* est l'agent provocateur de la maladie. Enfin Wagjeewski, Kolinski, Ottava, Valude, Mcfarland, etc., sont d'idée qu'il y a une connexion entre la conjonctivite granuleuse et le *gonocoque*.

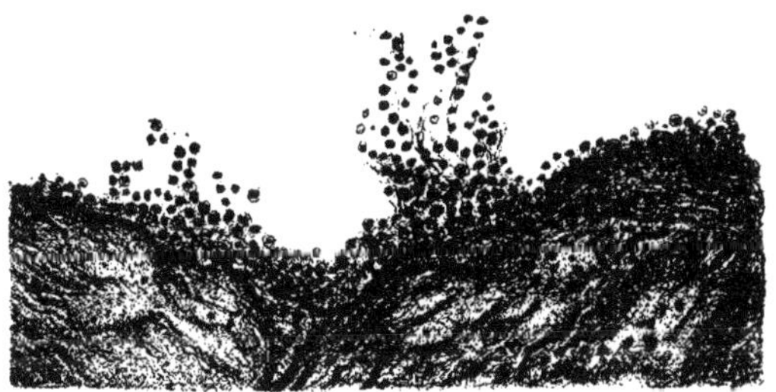

Fig. 5.

Quant au siège de l'agent pathogène la majorité déclare l'avoir trouvé dans la sécrétion conjonctivale, dans le contenu des follicules ou granules et dans le tissu granuleux ; d'autres auteurs déclarent l'avoir trouvé dans la sécrétion et non pas dans le tissu, soit inversement. Un bon dessin d'ici (fig. 5) du premier genre nous offre le travail de M. Petresco [1]. Le dessin représente une coupe dans le cul-de-sac supérieur atteint de granulations depuis six mois, se trouvant dans une irritation transitoire. Le micrococque liquéfie la gélatine, prend le *Gram;* il a pénétré aussi dans les tissus.

Nous faisons suivre maintenant quelques avis d'auteurs relatifs à d'autres microorganismes moins spécifiques que les précédents, mais trouvés de même chez les granuleux. — A notre sens ces avis peuvent former des points de repère dans les investigations futures.

Shongolowicz [2] a trouvé, outre le bacille court, spécifique, con-

1. *Spitalul* (Bucarest) et *Bulletin de la Soc. franç. d'opht.*, Paris, 1888.

2. *Revue gén. d'opht.*, Paris, 1890, p. 300 (*Saint Petersburger medic. Wochenschrift*, nos 20-30, 1890. — Thèse de doctorat (en russe), 1890, et *Jahresbericht f. opht.*, 1891, p. 199.

tenu dans le follicule trachomateux, encore le bacille de la pomme de terre et du foin, le sarcina aurantiaca et alba; le staphylocoque pyogenes albus, aureus, citreus et aureus albus (Passet).

Mc Farland [1] a trouvé le bacillus cærulefaciens, qui ressemble au bacillus lactis erythrogenes, le b. megatherium, sucinacius et violaceus flavus.

Vinant [2] divise l'ophtalmie granuleuse d'Algérie en trois formes principales : à staphylocoques, rare chez les jeunes et fréquente chez les adultes, forme peu virulente; à streptocoques, très contagieuse; et à bacille semblable à celui de Koch-Weeks.

Lawson [3] a toujours trouvé dans les cas de conjonctivite granuleuse : le staphylocoque pyogène doré et blanc, le staphylocoque epidermidis albus; des sarcines et des bacilles (bac. mesentericus vulgaris, etc.). L'auteur croit que la maladie se produit par une infection mixte.

Syndacker [4] a remarqué un petit diplocoque dans des coupes des granulations, dans la matière obtenue par expression des granulations et rarement dans la sécrétion conjonctivale des trachomateux. Il a fait des expériences avec la toxine produite du diplocoque, qu'il a cultivé du trachome et dans un cas de pannus la vue s'est améliorée (doits à 20 centimètres devenu $V = {}^{20}/_{70}$).

Dudzinski [5] a trouvé : les staphylocoques, le microcoque candicans, le diplobacille de Morax, le micrococcus tetragenes et le bacille de Koch-Weeks. La sécrétion de la conjonctivite folliculaire ne contient que les microorganismes qui se trouvent toujours sur la conjonctive normale.

Addario [6] a trouvé dans les granulations et dans la sécrétion de la conjonctive : le staphylococcus albus et aureus, le micrococcus minutissimus, le streptococcus, le bacille de la xérosis et le sarcina lutea.

Cannas [7] n'a pas trouvé des microorganismes dans les tissus; mais dans la sécrétion il a trouvé, outre les saprophytes occasionnelles : le staphylococcus pyogenes albus et aureus, streptococcus,

1. Norris-Oliver. *System of diseases of the eye*, 1897, II, p. 492.
2. *Etude sur la conjonctivite granuleuse en Algérie et en Tunisie*. Paris, 1899.
3. *Revue gén. d'opht.*, 1899, p. 344 (*Royal Lond. opht. Hosp. Reports*, XIV, III, p. 404).
4. *Revue gén. d'opht.* 1900, p. 63 et 120 (*Journ. of the Americ. med. Assoc.*, 4 février 1899).
5. *Revue gén. d'opht.*, 1900, p. 547 (*Annali di ott.*, 1902, p. 432, et *Jahresbericht f. opht.*, 1900, p. 263).
6. *Jahresbericht f. opht.*, 1900, p. 263 (*Archiv f. Augenheilk*, XLI, p. 20).
7. *Annali di ottalmologia*. Pavia, 1902, p. 247.

bacillus Koch-Weeks, pneumococcus, diplococcus Morax-Axenfeld, bacillus xérosis.

Müller [1] a trouvé : bacillus Weeks, gonococcus, bacillus trachomatis, diplobacillus, pneumococcus et streptococcus.

Axenfeld [2] remarque que la présence du gonocoque, pneumocoque, bacille de Koch-Weeks et du diplocoque exclut la conjonctivite granuleuse aiguë, ou qu'elle indique qu'au moins sur le moment existe une infection par lesdits microorganismes et qu'on doit attendre la diminution de cette infection pour pouvoir diagnostiquer une association avec la conjonctivite granuleuse.

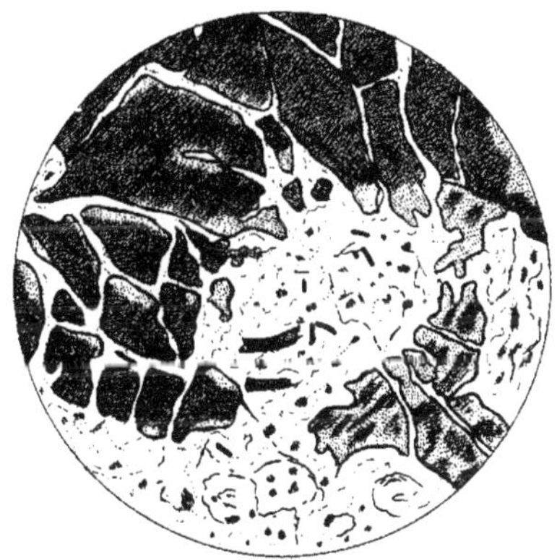

Fig. 6.

Quant au bacille Koch-Weeks, on sait qu'il peut se greffer sur la conjonctive déjà atteinte des granulations. Moi-même j'ai eu l'occasion d'observer une épidémie causée par ledit bacille sur la moitié de 150 soldats atteints de conjonctivite granuleuse à différents degrés[3]. La figure 6 représente le bacille dans la sécrétion prise de tels cas. — Du reste, cliniquement on a déjà depuis longtemps constaté qu'à la forme aiguë de la conjonctivite granuleuse se superpose la conjonctivite aiguë contagieuse ou que celle-ci précède la première [4].

Enfin, relativement à la conjonctivite folliculaire infectieuse (?)

1. *Annales d'oculistique*, 1904, t. 131, p. 298 (*Graefe's Archiv f. opht.* v. LVII, fasc. 1).
2. *Das Trachom. Freiburg et Leipzig*, 1902, p. 13.
3. *O epidemie de conj. acuta contag. la granulosi.* Roman, 1901.
4. *Jahresbericht f. opht.*, 1871, p. 215 et 217.

Basevi [1] prétend avoir trouvé un petit microcoque, qui est spécifique pour la maladie.

De toutes ces observations, on voit que nous devons encore attendre de nouvelles découvertes plus concluantes et irréfutables.

III. — L'étiologie de la conjonctivite granuleuse ne pouvant encore se baser sur les constatations bactériologiques, nous devons nous référer en ce qui concerne le mode de contamination [2] à des présomptions plus ou moins nettes. Notre conviction est que la maladie se propage par *contagion directe*, c'est-à-dire : d'un œil atteint de la conjonctivite granuleuse sur un œil sain ou même affecté, mais de quelque conjonctivite plus légère, laquelle offre un terrain prédisposant aux granulations [3] ; et que la contagion doit être contenue aussi dans la sécrétion des yeux malades.

Quant à la *contagion indirecte*, par l'*air*, en règle générale, je ne crois pas qu'elle ait lieu. Ma policlinique à Jassy a été encombrée de granuleux et je n'ai jamais contracté le moindre catarrhe conjonctival.

Le mode le plus évident de la *contagion directe*, c'est celui qui a frappé les médecins et le personnel sanitaire qui a soigné les granuleux. Chez la majorité d'entre eux la contamination s'est faite par le jaillissement dans leurs yeux de la sécrétion des granuleux, tandis que plusieurs ne peuvent pas se rendre compte comment ils ont été infectés. Pendant l'épidémie de 1813-1820 dans les troupes prussiennes se sont infectés : 1 méd. de rég., 2 chirurgiens d'hôpital et 12 infirmiers (Arlt, *l. c.*, p. 68). Parmi les victimes de telle infection granuleuse nous pouvons citer les docteurs : Cunier [4], Quaglino, Cuignet et Pechdo [5], Deneffe, Libbrecht, Coppez et Rivers [6], enfin Garabedian [7]. Chez nous ont été frappés par ce fléau les docteurs Vignali, Russ sen. de Iassy, Severeano de Bucarest, méd. col. Sherbanesco, qui se l'est inoculé volontaire-

1. *Jahresb. f. opht.*, 1889, p. 207 (*Annali di ottalm.*, XVII, p. 439).
2. Arlt (*Die Krankh. d. Auges, Prag*, 1855, t. I, p. 70) ajoute à ces constatations, qu'il n'a pu découvrir le mode de la propagation de la maladie chez les soldats roumains et hongrois, parce qu'il ne connaissait pas leur langue. Depuis, nous ne sommes pas beaucoup avancés avec les interrogations adressées aux malades, quoique nous pouvons très bien connaître leur langue.
3. M. Truc (*La Semaine médicale*, 1893, p. 555) admet aussi que dans bien des cas, des ophtalmies préliminaires ont été constatées.
4. Mackenzie. *Traité des maladies de l'œil*. Paris, 1856, t. I, p. 717.
5. Saemisch, *l. c.*, p. 136.
6. Boldt. *Das Trachom*. Berlin, 1903, p. 118 (Elout. *Contribution à l'étude de la granulation conjonctivale*. Caïre, 1902, p. 11).
7. *Etude sur la conjonctivite granuleuse*. Lyon, 1902, p. 95.

ment, méd. lt. col. Zisso, méd.-maj. Soio et Cristodoresco et méd. cap. Gugea et Tzinc. Nous trouvons des observations détaillées d'infection de trois infirmières dans l'ouvrage de Mackenzie (*l. c.*, p. 679) et chez M. Truc (*l. c.*, p. 554) le passage suivant : Dans le service de la clinique, nous n'avons constaté depuis près de sept ans que deux cas d'infection probable par nous-mêmes ou les autres malades. — Cependant, comme le dit aussi M. Boldt, la minorité de ces contaminations est publiée.

J'ai observé un cas d'*auto-infection volontaire* dans l'infirmerie des yeux à Roman. Là les malades étaient soignés par six infirmiers, qui n'ont eu aucune maladie des yeux. A un moment donné l'autorité supérieure ayant décidé d'envoyer ces infirmiers à leur compagnie pour être épargnés de contracter la conjonctivite granuleuse des malades qu'ils avaient à soigner et que leur service soit fait par des soldats choisis parmi les malades convalescents. En communiquant cet ordre à ces infirmiers, j'ai examiné leurs yeux, en les trouvant tous sains. Le lendemain avant le départ, l'un des infirmiers se présente avec les yeux irrités. Quelques jours plus tard j'ai pu déjà constater la présence de quelques follicules, plus tard encore, des papilles hypertrophiées, dont la disparition a réclamé quelques mois de traitement médical. Faisant des recherches relatives à la source de l'infection, j'ai pu m'assurer que ledit infirmier est entré — ce qui était absolument interdit de faire — chez un granuleux avec des symptômes des plus aigus, en s'enfermant avec lui. En lui demandant compte de son action, il essaya de nier, mais enfin il allégua qu'il avait à causer avec son camarade qui était du même village. Son intérêt était de rester à l'infirmerie où il avait moins à travailler qu'à sa compagnie. Une autre observation : Dans un escadron de cavalerie à Braïla, où les soldats murmuraient que le service était difficile, j'ai été frappé par la remarque d'ophtalmies aiguës qui s'étaient produites à la fois parmi plusieurs des gradés, que j'ai dû retenir à l'infirmerie, tandis que les soldats restaient indemnes. En sondant ces gradés, l'un d'eux m'a déclaré que, dans le quartier, il y avait une femme qui prétendait savoir guérir la maladie des yeux et qu'ils étaient allés chez elle quelquefois. Je me demandais pourquoi ils étaient allés là-bas, puisqu'ils n'étaient pas malades ou tout au plus ils avaient les yeux irrités ; c'était plutôt pour provoquer la conjonctivite. Plusieurs de nos médecins militaires prétendent avoir vu des soldats se mettre dans les yeux de la poussière de chevaux, de la chaux, etc., ainsi les yeux s'irritent et, si le germe des granulations existe, chez quelqu'un la greffe se fait très facilement. M. Kaempf[1] a constaté 14 cas d'auto-irritations oculaires, trouvant dans le sac conjonctival : de la chaux, du lapis infernalis, de la terre, du piment, du tabac et de la cendre de cigare. M. Boldt (*l. c.*, p. 153) ajoute encore : des matières caustiques, de la poussière de chevaux, de la pommade à polir, du poivre, du sel, du savon, etc., introduits et frottés dans les yeux par des individus hystériques ou qui veulent échapper au service militaire devant le conseil de revision. De telles observations ont été faites par Kuhnt, Greeff, Axenfeld et A. Roth[2], comme aussi par Fuchs[3], Hoor[4], Grosz[5], etc. Dans l'armée roumaine, j'ai remarqué que dès que le service est devenu plus facile, l'hygiène des casernes plus soigné et les médecins plus attentifs à la maladie, celle-ci a notablement diminué. D'après le *Moniteur officiel*, ils étaient, en 1891, 3.437 soldats malades d'yeux, tandis qu'en 1903 seulement 1573.

Quant à l'*inoculation* sur des animaux, le succès n'a pas été aussi clair que le souhaite la science. Moi-même j'ai fait de telles inoculations dans l'institut d'anatomie pathologique et de bactériologie du professeur Babes, tantôt avec la sécrétion de granuleux, tantôt avec des morceaux des granulations sur des lapins, lapins des Indes, chèvres et moutons, mais sans résultat palpable[6]. Comme nous verrons ailleurs, M. Axenfeld a réussi heureusement ou malheureusement à s'inoculer la folliculite ; de même a réussi M. Sherbanesco, cité plus haut, etc.

Concernant le *temps approximatif de l'incubation*, on voit dans les casernes que ça se fait dans un délai de temps minimum de un à deux mois. Dans les observations citées de trois infirmières contaminées la maladie s'est prononcée déjà après cinq à six heures.

Examinons maintenant d'autres modes présumés de la propagation de la maladie.

A mon avis, *le lit* est un des principaux facteurs de la propagation de la maladie qui nous préoccupe. Il y a déjà bien du temps que Schmidt-Rimpler[7] a accusé les lits communs, comme par exemple dans les villages de Hesse, de faciliter

1. *Jahresb. f. Ophtalm.*, 1870, p. 255 (*Allgem. milit. arztl. zeitg.* Wien., 48 et 59).
2. *Handbuch d. Militärkr.*, von Düms, 1900, t. III, p. 274.
3. *Intorno alle cause della cecità*. Firenze, 1896, p. 143.
4. Klin. *Monatsbl. f. Augenheilk*, 1895, p. 109, et *Prophylaxe d. Trachoms*. Wien, 1893, p. 58.
5. *Die Grundprinzipien d. Trachombehandlung*. Budapest, 1903, p. 11.
6. *XII. period-internat. Opht.* Congress. Wiesbaden, 1888, p. 450.
7. Augenheilk. n. *Ophtalmoscopie*. Braunschweig, 1886, p. 423.

la transmission de la maladie. Même dans l'armée prussienne ont existé des lits communs jusqu'à 1860[1]. Très intéressant est le rapport de *Vetch*, que sur quatre officiers qui couchaient dans la même tente, en Egypte, deux prenaient la précaution de se bander les yeux tous les soirs en se couchant, ce que ne faisaient pas les deux autres. Ces deux derniers furent attaqués par l'ophtalmie, tandis que les deux autres y échappèrent (Mackenzie, *l. c.*, p. 690). Plusieurs peuples de culture primitive de nos environs se servent beaucoup des grandes *fourrures*, sur lesquelles dort toute la famille et dont la laine pénètre dans les yeux, surtout des enfants.

Le plus souvent le *coussin* et la *couverture* viennent en contact avec les yeux en premier lieu[2]. Dans les *quartiers infectés*, par exemple dans les hôtels, les internats, c'est en première ligne le lit qui propage la maladie; viennent ensuite l'*essuie-main*, le *lavabo*, etc. L'*encombrement* des logis facilite aussi le contact avec des objets souillés par les granuleux. On accuse, et avec beaucoup de raison, aussi les *loquets*, les *balustrades* des maisons fréquentées par des granuleux d'être un bon milieu pour transmettre la maladie. L'*argent* souillé par les granuleux, même *donner la main* à ceux-ci peut être fatal. Nous connaissons bien le mode de contamination des nouveau-nés, c'est que leurs yeux viennent en contact avec le liquide gonococcique des parties génitales de la mère. Chez les adultes la sécrétion blennorrhagique est mise en contact de l'œil par la main du malade insouciant, mais quelquefois peut avoir lieu une telle infection même dans le *bain* souillé par la sécrétion blennorrhagique.

Les bains à vapeur, exécutés avec tant de régularité par les israélites, sont aussi une cause de propagation. Il est très probable qu'on se lave là dans la même eau, ou qu'on fait usage du même linge, etc. Plusieurs de mes malades granuleux m'ont déclaré que leur inflammation oculaire dérive des bains à vapeur. Mais il est possible que l'infection granuleuse existait avant qu'ils aient été au bain et que la vapeur n'ait eu d'autre influence que de pousser les yeux vers un état aigu de la maladie. Une épidémie bal-

1. Boldt. *l. c.*, p. 115, (Neumann. *Die Prophylaxe im Militaersanitätswesen*. München, 1900, p. 31).

2. La statistique de Feuer et puis de Hoor montre qu'en Hongrie les Roumains sont les moins affectés par la conj. gr. Je crois que leur coussin avec des feuilles de maïs, de chêne, de paille, les expose moins à la maladie que les coussins avec plumes, sur lesquelles ils dorment et les plumeaux qui couvrent les Serbes, Shvabes, etc., de Banat. D'après Feuer, on se contamine même par l'embrassement de la croix?

néaire des conjonctivites (granuleuses?) a été vu par SCHULTZ[1], mais *Fehr* met en doute la granulosité de la conjonctivite[2]. On attribue aux israélites quelque prédisposition à la conjonctivite granuleuse, mais la cause en est plutôt l'encombrement et la saleté dans laquelle vit leur population pauvre. Je ne crois pas à quelque *immunité* des individus, parce que l'homme toujours en garde évite très bien ce fléau, du moins chez nous. Dans les pays chauds on admet la contamination par l'air; là le *vent* chargé des poussières entretient les yeux irrités, mais si le germe peut être transporté par la poussière ou non, cela reste à être élucidé. Le long des rives basses des fleuves, témoin le Rhin, le Danube, le Nil, etc., les cas sont plus nombreux qu'ailleurs.

Enfin, concernant l'*âge* dans lequel la maladie survient, j'ai trouvé à Jassy, parmi 1.000 granuleux, presque tous des juifs: 2 de 6 mois, 9 d'un an, 8 de 2 ans, 15 de 3-5 ans, 32 de 6-9 ans, 75 de 10-14 ans, 89 de 15-19 ans, 125 de 20-29 ans, et 645 de 30 et plus. Jusqu'à l'âge de 10 ans, le tissu adénoïde étant moins développé, les cas ont présenté en grande partie la forme de la blennorrhagie acute, tandis que sur les vieillards les granulations et la blennorrhagie chronique étaient difficiles à différencier. Et encore un fait m'a frappé, c'est que si un adulte contracte la maladie d'un enfant, chez celui-ci la conjonctivite aiguë est plus vite guérissable, chez l'adulte elle reste seulement quelques jours aiguë, pour devenir après des jours ou semaines granuleuse. Déjà *Desmarres* a signalé qu'une ophtalmie granuleuse des enfants transmise à leurs parents devient purulente grave[3].

Nous passons ici sur les autres causes de la maladie, comme la race, l'altitude, le climat, la région, etc., parce qu'elles nous semblent avoir un rôle très secondaire.

IV. *Symptomatologie.* — *Cliniquement* on doit différencier la conjonctivite folliculaire de la conjonctivite granuleuse; la première guérissant sans laisser sur les paupières la moindre trace, la dernière ayant une marche de longue durée ou même protéiforme et souvent (surtout chez les individus scrofuleux) avec terminaison funeste pour l'organe de la vue, sur lequel restent des traces indélébiles de la maladie.

1. *Jahresbericht f. Opth.*, 1899, p. 313 et 569; 1900, p. 501 (*Berliner Klin. Wochenschr.*, n° 39).
2. *Ann. d'ocul.*, t. CXXIV, p. 307 (*Centralbl. f. Augenh.*, 1899, p. 82).
3. GALEZOWSKI. *Traité des maladies des yeux*. Paris, 1875, p. 190 (DESMARRES, *Traité*, etc. Paris, 1855, t. II, p. 142).

Déjà en 1823 *J.-B. Müller*[1] décrit une forme[2] légère de la conjonctivite, qu'il appelle état physiologique des *corps papillaires* disposés en plusieurs rangées sur la *conjonctive de la paupière inférieure*, et il le différencie de l'état pathologique, des follicules mucipares contagieuses de *deux paupières ;* enfin il ajoute qu'un regard exercé le saura différencier des produits morbides à la première vue des tissus de ce corps papillaire.

Bends[3] a fait aussi cette différenciation entre la forme bénigne et grave. *Arlt* (*l. c*, p. 107), le meilleur clinicien de son temps, parle aussi des produits pathologiques superposées (Auflagerung), c'est notre conjonctivite folliculaire, qui guérit plus ou moins vite, même spontanément, et des infiltrations profondes, notre conjonctivite granuleuse. Aujourd'hui on voit de même des formes légères et graves, et seulement de la conception dépend qu'on les confonde ou qu'on les sépare. Cliniquement on doit les séparer dans l'intérêt du malade et de la science.

Kuhnt[4] et Saemisch[5] font une distinction même entre trois sortes de conjonctivites folliculaires : folliculite sèche, folliculite avec sécrétion et conjonctivite folliculaire. Les unitaires diront probablement que c'est dépasser le dualisme. Le proverbe dit : *medio tutissimus ibis*. Reconnaissons la forme aiguë et chronique des deux conjonctivites, folliculaires et granuleuses.

Les *symptômes subjectifs* manquent d'ordinaire chez les sujets atteints de conjonctivite folliculaire chronique, sans sécrétion; mais en travaillant avec les yeux, surtout à la lumière artificielle, ceux-ci se fatiguent vite et peuvent avoir des larmoiements. Dans les cas aigus il y a une irritation plus ou moins prononcée, selon l'acuité de la maladie. Quelquefois la conjonctive couverte de follicules est augmentée en volume et néanmoins l'irritation est peu prononcée.

Même en cas, de conjonctivite granuleuse, les phénomènes réactionnels peuvent manquer, comme dit Garabedian (*l. c.*, p. 54) de l'avoir observé chez lui-même, et comme chaque praticien le ren-

1. *Die neusten Resultate über die Augenlidkrankheit*, etc., Leipzig, 1823, et *Wochenschrift der Therapie u. Hyg. d'Auges* Breslau, 1898, p. 345.

2. *Des formes :* aspritudo primitiva, consecutiva, dasytes, pachytes, sykosis, tylosis, trachytes. — Aiguë, catarrhale, cicatricielle, crude, diffuse, élémentaire, gélatineuse, initiale, jeune, lacrymale, mixte, mou, papillaire, primaire, sèche, sécrétante, non sécrétante, simple, subaiguë, succulente.

3. Quelques considérations sur la nature de l'ophtalmie militaire dans l'armée danoise (Mém. prés. au congrès de Bruxelles), Copenhague, 1858, p. 87, et Panas, *Traité des maladies des yeux*, Paris, 1894, p. 223.

4. Kuh. *Ueber Prophylaxie des Trachoms*. Königsberg, 1901, p. 15.

5. *L. c.*, p. 76 (Folliculosis conjunctivæ, conj. foll. acuta et chronica).

contre très fréquemment. Des granulations peuvent exister inaperçues par les malades pendant des années entières. Mais en général ils se plaignent d'une cuisson, démangeaison, picotement, paresse ou pesanteur de la paupière, ptosis, larmoiement, collement le matin, photophobie, obscurcissement de la vue, inflammation marginale des paupières, surtout quand la cornée est aussi enflammée, des névralgies, difficulté à travailler, surtout à la lumière artificielle. Quelquefois des douleurs, sécheresse chez quelqu'un, humidité dans les angles des yeux chez d'autres ; sensation de graviers ou de corps étrangers dans les yeux ; irritation à la chaleur, fumée, lumière vive, poussière, au vent violent, etc.

Quant aux *signes objectifs*, je m'abstiens de faire ici une description détaillée de la maladie, parce que les figures ci-jointes la remplacent en grande partie. Je me contenterai seulement de donner ci-dessous les termes usités en pareil cas par notre art [1]. La description des figures représentant les différentes formes de la maladie est faite autant que possible par les expressions des auteurs respectifs.

La figure 7, d'après Sichel (Fick [2]), a sur la conjonctive du cul-de-sac inférieur des granulations arrondies, presque sphériques, en rangées, rouge pâles, légèrement diaphanes, rarement dépassant un millimètre de diamètre (un petit grain de millet).

Dans la *forme aiguë* il y a hypérémie et sécrétion, injection périkératique ; dans la *forme chronique* il n'y a pas d'hypérémie et très peu ou aucune sécrétion. A part ces deux formes, Kuhnt (*l. c.*) sépare encore une troisième forme plus légère que celles-ci. Saemisch (*l. c.*) parle de la *folliculosis conjunctivæ* comme d'une maladie *sui generis*, dans laquelle le catarrhe manque, et qui n'a rien de commun avec les deux autres formes de la conjonctivite

1. *Désignation :* bosselure, bouton, élevure, fongosité, hémisphère, inégalité, mamelon, nodule, proéminence, saillie, tache (granulation élémentaire, initiale, primitive, jeune), vésicule. — *Epithète :* calleux, charnu, dur, faux, fibreux, fongueux, glandulaire, granulaire, inodulaire, miliaire, mol, néoplasique, nucléolaire, pédiculé, sarcomateux, sablé, scrofuleux, sessile, végétant, velouté, vésiculeux, villeux. — *Couleur :* de la chair de saumon, gris, gris cendré, gris rougeâtre, jaunâtre, gris jaunâtre, rouge, rouge cerise, rouge écarlate, rouge orange, rouge pâle, tache blanchâtre, translucide, transparent. — *Aspect :* comme l'écorce de citron, chagriné, framboisé, gélatineux, granuleux, grénu, lardacé, mûriforme, plaie granulante, polypeux, rugueux, sablé, sarcomateux, tomateux. — *Comparaison :* bourgeon charnu, crète de coq, dents de scie, engelure, exanthème vésiculeuse, figue coupée, frai (de grenouille, de poisson), grain (de chènevis, lentille, millet, moutarde, navette, pavot, sable), gratelle, œuf d'insecte, phlyctène, plaques de Peyer, comme la production du col utérin, sagou (cuit ou non cuit), sarcome, tapioca cuit, tête d'épingle, tubercule, verrue, vésicule comme celle de la gale.

2. Fick. *Lehrbuch der Augenheilkunde*. Leipzig, 1894, p. 193 (Sichel, *Iconogr. ophtalm.*, et Sicard, *Des granul. palpébrales*. Paris, 1865, p. 20).

folliculaire. La bactériologie, nous l'espérons, nous fournira aussi des preuves en ce sens.

La figure 8 d'une photographie de Cohn[1] représente une conjonctivite folliculaire. Les follicules, comme une tête d'épingle,

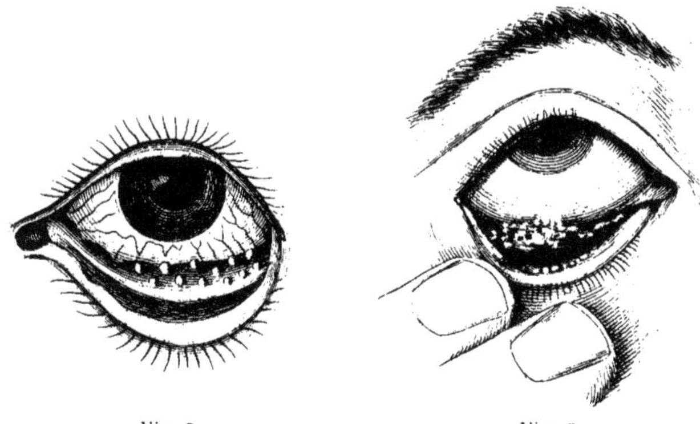

Fig. 7. Fig. 8.

pâles, transparents, ovales, sont dans le cul-de-sac, en trois rangées parallèles, proéminentes. La ligne des points blancs près du bord de la paupière inférieure ne dérive pas des follicules, mais des ouvertures des glandes Meibomiennes fortement réflectées par la lumière magnésienne.

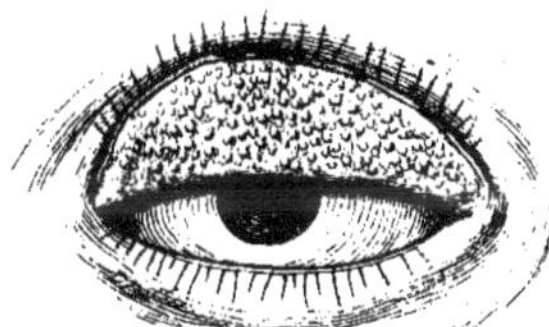

Fig. 9.

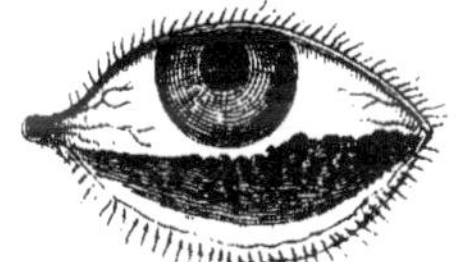

Fig. 10.

La figure 9, d'après Norris-Oliver[2], est d'une conjonctivite folliculaire sans épaississement de la conjonctive. Toute la conjonctive palpébrale est couverte de follicules comme les grains de navette ou le point d'épingle, en rangées parallèles au bord de la paupière de couleur rouge ou jaune. Les papilles sont hypertrophiées.

1. *Lehrbuch der Hygiene des Auges*. Wien u. Leipzig. 1892, p. 103.
2. *System of diseases of the eye*. London a. Philadelphia, 1898, t. III. p. 205.

La figure 10 du Eble[1]. Les deux paupières sont entièrement envahies par des grains ronds, pâles, semi-transparents comme les petits grains de sagou cuit. La conjonctive est congestionnée au commencement, mais plus tard restent seulement les granules.

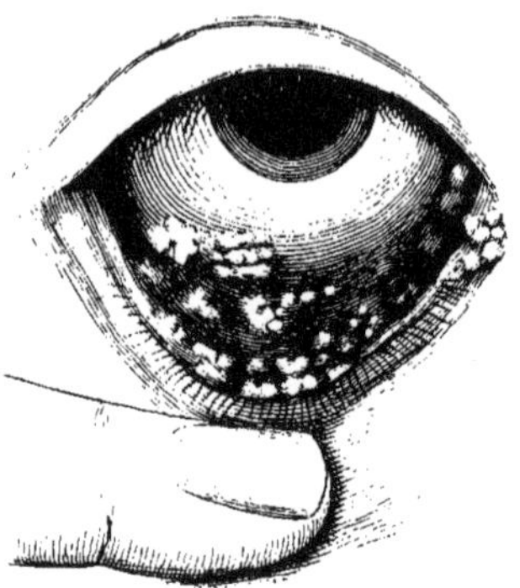

Fig. 11.

La figure 11 d'une photographie de Coux (*l. c.*, p. 102) représente des granules dans le premier stade, plusieurs, dans le cul-de-sac, forment un renflement, de couleur grise ou jaune, bleu grisâtre, rondes, transparentes, proéminentes ; sur le tarse elles sont plus petites, comme des points clairs, blanchâtres ou jaunes.

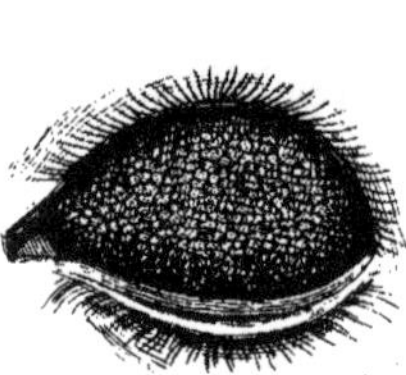

Fig. 12.

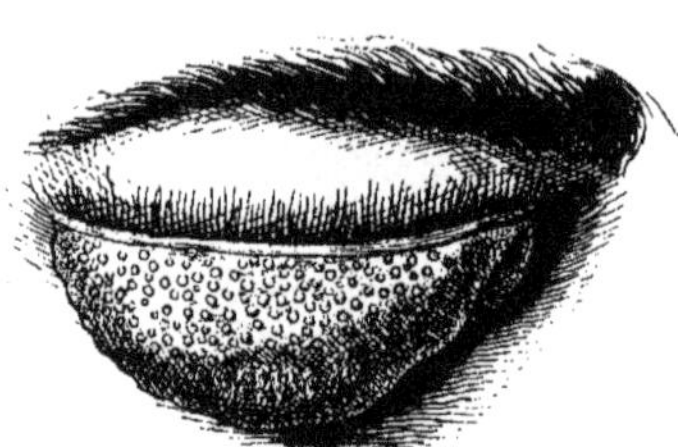

Fig. 13.

Fig. 12, de Mackenzie (*l. c.*, p. 691). Nombreuses proéminences légèrement saillantes du niveau de la conjonctive, à laquelle elles donnent l'aspect d'un morceau de peau de chagrin. La conjonctive est rouge et gonflée.

Fig. 13, de Galezowski (*l. c.*, p. 208). Granulations néoplasiques

1. Nettleship's. *Diseases of the eye*, 1897, p. 89.

subaiguës de la paupière supérieure. La conjonctive palpébrale est boursouflée et injectée, parsemée de boutons transparents, confluents, qui ressemblent aux grains de sagou.

Fig. 14, de DRAGULANESCO [1] agrandie. Dans le cul-de-sac follicules

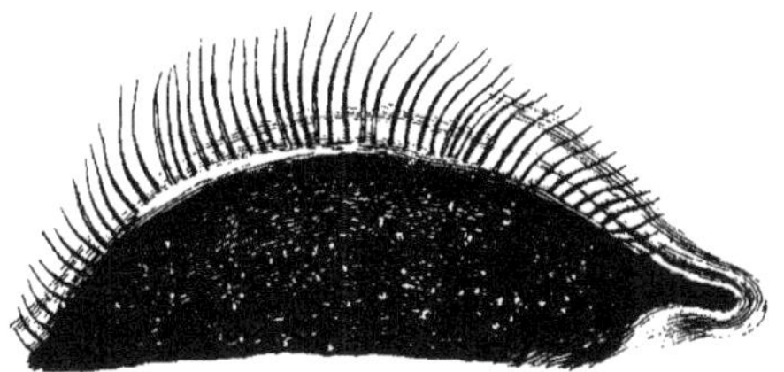

Fig. 14.

exagérément développés, sur le reste de la conjonctive sont des éminences jaunes (sur la figure elles sont blanches) comme des vésicules. État folliculaire avancé, mais pas granulaire.

Fig. 15, d'après ARLT (*l. c.*), du même, légèrement agrandie. Paupière énormément épaissie, raide, difficilement renversible, près

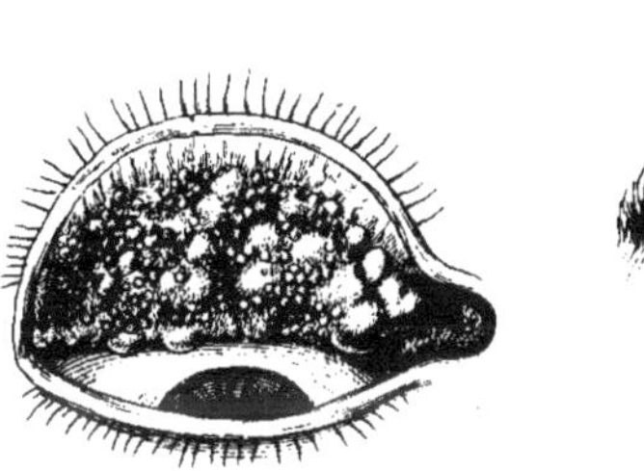

Fig. 15.

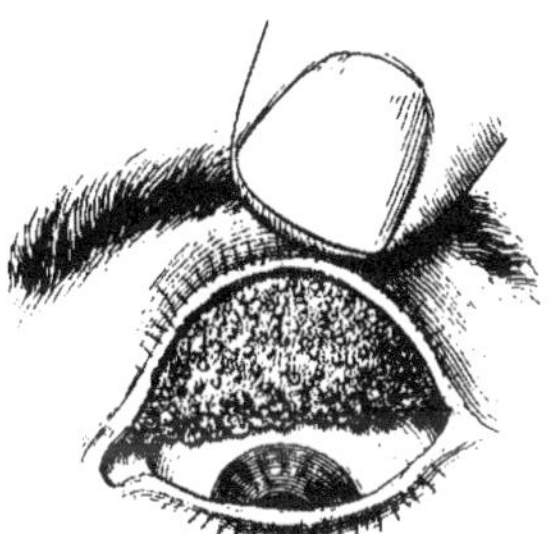

Fig. 16.

du bord palpébral les petits anneaux représentent les papilles agrandies, restées encore visibles parmi les nombreuses collines d'exsudat succulent, supraposées et aussi profondément infiltrées ; le tarse est épaissi. Sur la conjonctive bulbaire et sur la cornée légèrement troublée, sont des nombreux vaisseaux (pannus).

Fig. 16, d'après JOHNSON (FICK, *l. c.*, p. 195). Les granules sont en nombre immense, tassés les uns contre les autres et aplatis. Dans

1. *Studiu asupra conjonctivitei foliculare*. Bucuresci, 1886, p. 33.

le cul-de-sac sont de nombreux hémisphères d'un diamètre de 1 à 2 millimètres ressemblant au sagou cuit ou au frai de grenouilles, ils sont plus grands que les follicules, plus gris et moins transparents. La conjonctive est rouge, gonflée et parsemée des taches gris jaunâtre de différentes dimensions jusqu'à la tête d'épingle, lesquelles n'altèrent pas beaucoup le niveau de la conjonctive.

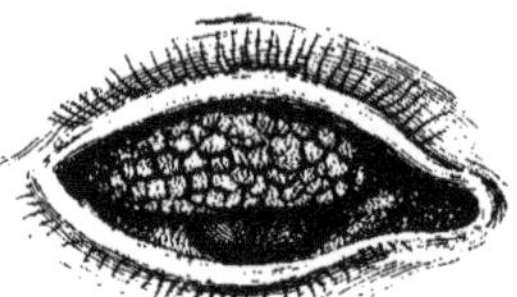

Fig. 17.

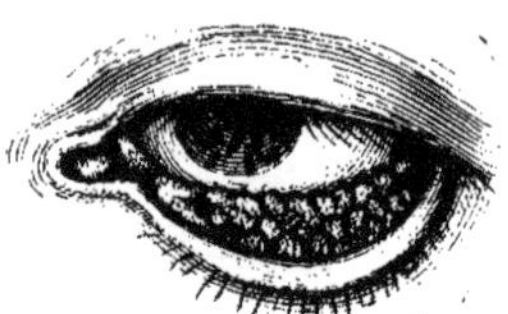

Fig. 18.

Fig. 17 d'après Haab [1]. Catarrhe printanier. Sur la paupière supérieure il y a des proliférations (végétations) pavimenteuses, bien aplaties, solides, rouge pâle, un peu pédonculées.

Fig. 18, conjonctivite granuleuse [2]. Diffère de la figure précédente seulement en ceci : qu'ici manque la décoloration de la surface des végétations et l'injection bulbaire.

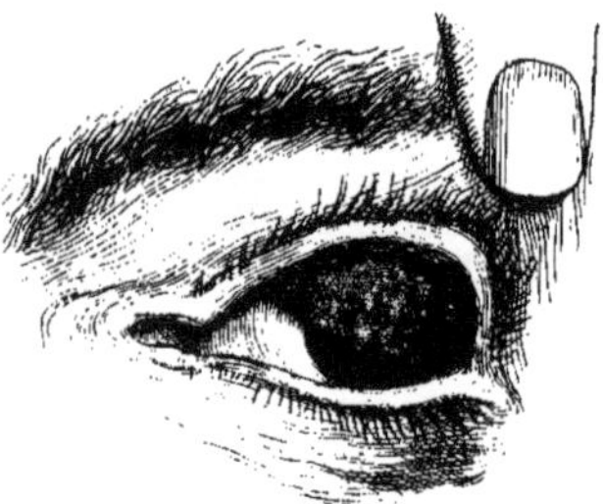

Fig. 19.

Fig. 19, d'après Ramsay [3]. Conjonctivite granuleuse de premier degré. Les paupières sont légèrement enflées, la conjonctive palpébrale est rouge et rugueuse par suite de l'injection des vaisseaux sanguins et de l'hypertrophie des papilles, elle est semée de granulations grisâtres, de dimensions variables, plus volumineuses et

1. *Atlas der äusseren Erkrankungen des Auges.* München., 1899, p. 122.
2. *Meyer's, Konvers-Lexikon*, 4e édition. Leipzig-Wien, 1890, t. II, p. 78.
3. *Atlas des maladies externes de l'œil*, Paris, 1900, p. 73.

plus abondantes dans le tiers externe du cul-de-sac et en partie recouvertes par la conjonctive hypertrophiée et fortement vascularisée. Cornée nébuleuse, sa moitié supérieure recouverte par de petits vaisseaux sanguins nouvellement formés et qui lui donnent l'aspect de velours rouge (pannus).

Fig. 20, d'après HAAB (*l. c.*, p. 118). Catarrhe granuleux de la paupière inférieure; sur la conjonctive de la paupière supérieure sont seulement quelques granules dans le cul-de-sac. Il y a aussi

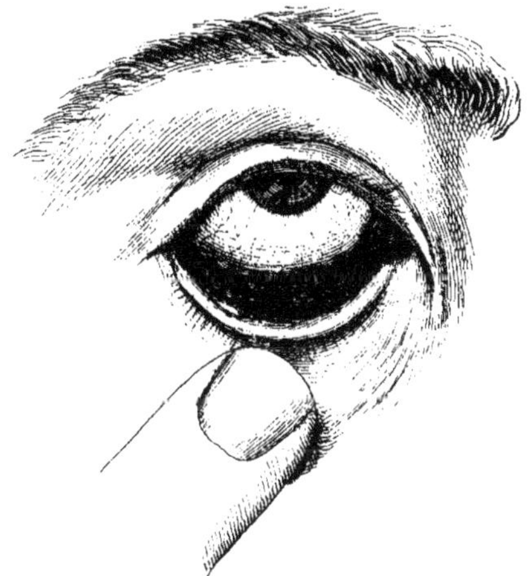

Fig. 20.

la rougeur conjonctivale qui caractérise le catarrhe conjonctival. L'auteur de cette excellente figure s'exprime ainsi sur la conjgranuleuse. La conjonctive palpébrale et celle du cul-de-sac présentent des inégalités, rugosités et un épaississement. Les rugosités sur la conjonctive tarsale sont les papilles d'un aspect velouté, lesquelles prolifèrent en proéminence des grains ou framboisées; dans le cul-de-sac les rugosités conjonctivales sont des granules gris rougeâtre, transparentes, arrondies, hémisphériques, agglomérées en rangées, formant ainsi un renflement (WULST) épais et raide. Sur le tarse les grains se présentent comme des petites taches, claires, jaunes et rondes.

Fig. 21, d'après GREEFF[1]. Photographie d'une conjonctivite granu-

1. *Studien über epidemische Augenkr.* Iena, 1898, p. 61.

leuse récente. On voit les renflements longitudinaux (hypertrophies papillaires), entre eux et sur eux sont les granules.

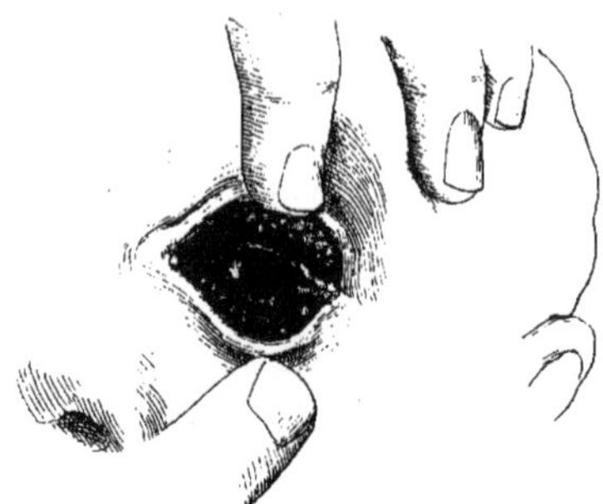

Fig. 21.

Fig. 22, d'après Jessop [1]. Des granules et une cicatrice linéaire au centre du tarse.

Fig. 23, d'après Norris-Oliver (*l. c.*, III, p. 210). Deuxième stade de la conjonctivite granuleuse avec cicatrices dans la conjonctive.

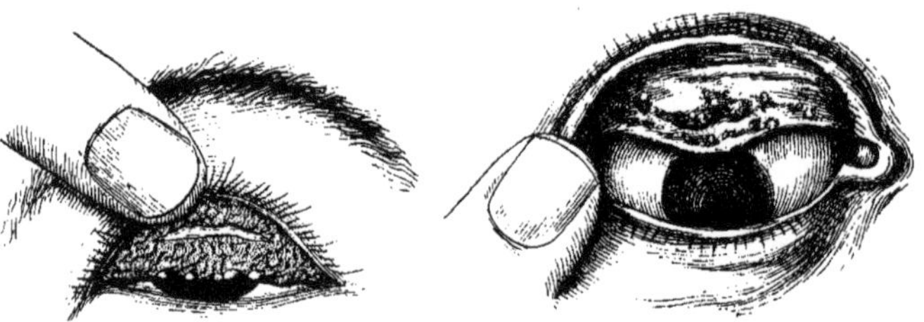

Fig. 22. Fig. 23.

La conjonctive est épaissie, rugueuse, la partie cicatrisée a un aspect dur et cartilagineux, les lignes cicatricielles sont le long de la paupière. La destruction de la conjonctive par les bandes cicatricielles varie d'une ligne légèrement blanche dans la conjonctive enflée à une surface d'apparence cartilagineuse jaune, sèche et rugueuse sans aucune teinte de rouge.

Fig. 24, d'après Arlt (*l. c.*). Sur le tarse sont quelques granules succulents, récents, peu proéminents, presque parallèles au

1. *Manual of ophtalmic surgery and medicin.* London, 1898, p. 54.

bord palpébral ; le cul-de-sac est transformé presque entier en une membrane d'un luisant tendineux, bleu blanchâtre, presque sans vaisseaux, et si ratatiné, qu'ici le cul-de-sac manque. Pendant le regard en haut se font des plis presque verticaux dont le plus grand passe obliquement en dedans et en haut du pli semi-lunaire. Ce sont des phénomènes finaux du processus granuleux.

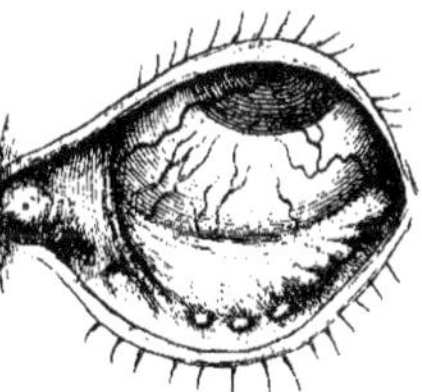

Fig. 24.

J'ai puisé ces figures dans différents ouvrages, espérant que les auteurs nous le permettront ; je sais que ce choix pourrait être plus ample et plus explicatif, mais celles-ci expliquent suffisamment mon idée que dans l'état actuel de la science on doit se baser en première ligne sur les symptômes cliniques pour diagnostiquer et différencier la maladie, au moins jusqu'à ce que la bactériologie ou l'anatomie pathologique puissent éclairer la question.

Qu'il nous soit permis de faire encore quelques remarques sur les figures représentées ici. D'après notre conception d'aujourd'hui, la figure 7 semble dénoter une conjonctivite folliculaire. Cette figure, et les suivantes 8-11, ont un caractère quelconque de bénignité dans l'évolution de la maladie.

La figure 12, avec l'aspect chagriné ou velouté, est déjà une forme plus grave de la maladie ; ici les granules, s'ils en existent, sont cachés dans le tissu adénoïde de la conjonctive, soit en dessous, ou dans ses papilles [1]. Le siège principal des papilles est dans la conjonctive tarsale de la paupière supérieure. GREEFF [2] remarque qu'il n'oserait diagnostiquer une conjonctivite granuleuse sans la présence des papilles hypertrophiées.

Les figures 13, 14 et 16 représentent les granules initiales en forme de taches, quoique l'auteur de la figure 14 dise que le processusn'est pas granuleux. La figure 16 a des granules dans le cul-de-sac en forme de crête de coq.

Les figures 17 et 19 nous laissent discuter si les végétations pavimenteuses peuvent être une fois l'expression de la conjonctivite

1. Termes de *description des papilles* : allongées, bosselées, coniques, chou-fleur, fongueuses, framboisées, en forme de massue, pointées ou aplaties, points de notre langue, non transparentes, végétations en crête de coq ou velouté, velours tondu et non tondu, verrue, villosités. — *Couleur* : rouge carnée, r. foncé, r. framboisé, teint carminé.

2. *Path. Anatomie d'Auges* (*Traité d'Orth.*). Berlin, 1902, p. 59.

printanière, et d'autrefois de la conjonctivite granuleuse ? Peut-être le *genius epidemicus* est d'autre manière en Suisse ?

La figure 21 a un aspect que M. Petresco a comparé plaisamment avec les replis de l'anus, quand il a renversé les deux paupières pour appliquer le galvanocautère sur les granulations.

Sur la figure 23 le tarse supérieur a commencé à se recroqueviller.

Nous laissons ici de côté les complications de la conjonctivite granuleuse, telles que les kératites, trichiase, etc., lesquelles sont plus en rapport avec les chapitres respectifs des maladies de l'organe de la vue.

V. *Diagnostic*. — On peut et on doit tendre à faire le *diagnostic* par : la *clinique*, l'*histologie*, la *bactériologie* et, en cas extrême, *par le traitement même*.

Diagnostic clinique. — Un œil exercé peut se prononcer dans la majorité des cas, comme nous l'avons mis en évidence plus haut, sur la forme, la gravité, le pronostic de la maladie. Néanmoins il y a des cas ou même le diagnostic clinique nous laisse des doutes.

Arlt a fait beaucoup usage de la loupe en examinant les granulations. Il y a parmi les figures ci-jointes une de lui, agrandie comme elle s'est présentée par la loupe et inaccoutumée pour les yeux examinant sans agrandissement. Je me promets beaucoup de l'examen à l'aide d'un microscope en illuminant les tissus malades avec une petite lampe électrique. Il me semble que l'agrandissement par la loupe ne nous aide pas plus que l'œil nu à faire la différence entre les maladies de la conjonctive. Par la loupe les granules présentent un aspect vitreux, une surface lisse, plus de diaphanéité qu'à l'œil nu et les vaisseaux se distinguent très bien. M. Manolescu [1] a essayé d'examiner les granulations par le microscope, mais il n'a pas encore publié ses résultats.

Les *follicules* se trouvent seulement dans le *cul-de-sac inférieur*, et la paupière supérieure reste longtemps indemne, alors il n'y a plus de doute que nous avons à constater une conjonctivite folliculaire. Dans ce cas, la conjonctive autour des follicules est intacte ou peu rouge, peu enflée en un mot peu altérée. Les follicules sont superficiels, diaphanes, pâles et semblables au vésicule. La *conjonctivite granuleuse* s'étend aussi sur les paupières et principalement sur la *supérieure*, entre les granules qui sont plus profonds peuvent exister des papilles hypertrophiées, les granules sont souvent même dans l'intérieur de ces papilles. Les granules sont grises ou

1. *Analele medicale romane*. Bucuresti, 1886, t. VI, p. 237.

de couleur mauvaise, laquelle dénote un aspect de malignité de l'infection ; elles font une destruction dans la conjonctive et se compliquent souvent avec pannus cornéen, etc., surtout chez les malades lymphatiques ou qui ont subi la variole, etc. Les granules sont en général plus grands que les follicules ronds, les follicules ovales. Les descriptions antérieures complètent le tableau pour chacune de ces formes. Au cas où le diagnostic clinique nous laisse un doute, le traitement nous éclaircira après quelques jours.

Le *diagnostic histologique* ne trouve pas une solution satisfaisante de la question dans les recherches faites jusqu'à nos jours. Nous avons vu l'opinion de M. Birnbacher plus haut. M. Morax [1] considère le diagnostic histologique comme un complément d'information important, parce que dans tous les cas granuleux il a trouvé la présence de follicules (granules) nombreux dans l'épaisseur de la muqueuse tarsienne supérieure.

Par le *diagnostic bactériologique* nous pouvons à présent reconnaître seulement quelque infection secondaire qui se superpose à la conjonctivite granuleuse, fait qui nous paraît donner l'explication de la forme aiguë des granulations, comme nous l'avons détaillé plus haut.

Le *diagnostic par le traitement* vient en aide au diagnostic clinique, quand le dernier nous laisse douteux. Déjà Arlt a fait la remarque que la conjonctivite folliculaire (1er degré d'après lui) guérit complètement de soi-même ou par l'art. Un exemple frappant des difficultés du diagnostic clinique nous a donné l'auto-infection folliculaire de M. Axenfeld, qui a présenté ses yeux malades en 1896 devant la réunion de plus de cent spécialistes à Heidelberg.

Les uns d'entre eux se sont prononcés catégoriquement pour la diagnose de la conjonctivite granuleuse, tandis que d'autres ont déclaré que sans aucun doute il y avait une conjonctivite folliculaire. Après un an et demi la maladie disparut sans aucun traitement [2].

En Hongrie on considère dans les régions atteintes d'endémies de conjonctivite granuleuse tous les cas de conjonctivite folliculaire comme stades initiaux de la conjonctivite granuleuse [3]. Ça prouve aussi la peu de certitude du diagnostic.

1. *Annales d'oculistique*, 1902, t. CXXVIII, p. 442.
2. Lubarsch et Ostertag, *Ergebnisse d. allgem. Path. u. path. Anatomie d. Auges*. Wiesbaden, 1891, p. 115, et Greeff, *Studien ü. epid. Augenkr.* Iena, 1898, p. 18.
3. Feuer. *Die Verbreitung d. Trachoms in Ungarn*. Stuttgart, 1897, p. 23.

VI. *Traitement.* — Nous diviserons le traitement d'après différents agents thérapeutiques : en *médicamenteux*, *opératoire*, *hygiénique* ou *prophylactique*. Nous subdiviserons la *première classe* en : *médicamenteuse modérée*, c'est la plus grande partie des remèdes, et en *héroïque*, comme : le crayon de nitrate d'argent l'acide chromique, le jequirity et les inoculations virulentes. La *deuxième classe* peut se subdiviser en *opérations instrumentales*, comme : l'abrasion, le brossage, la canthoplastie, le curettage, le drainage du cul-de-sac, l'énucléation du tarse, l'excision, le grattage, la greffe, le hersage, l'injection subconjonctivale, la ponction, le raclage, le retournement du tarse, le tatouage médicamenteux, la tonsure et la scarification; en *opérations mécaniques*, telles que frottage, écrasement, expression, lavage, massage et ponçage; et enfin en *opérations physiques :* électricité (courant constant et galvanique), électrolyse, fer rouge, galvano et thermocautère, lumière ardente de miroir et rayons X [1].

En ce qui concerne plusieurs de ces derniers traitements, j'ai dû me référer à l'opinion des auteurs, parce que je n'ai pas pu essayer toutes ces méthodes et agents thérapeutiques. Moi je suis d'avis que le chancellement répété entre des cures déjà bien des fois expérimentées est nuisible pour beaucoup de malades, et peu fructueux pour la science. La dernière doit faire usage le plus sûrement possible, des résultats des expériences déjà faites et seulement quand les savants ont beaucoup d'occasions peuvent-ils consacrer une petite partie de matériel aussi pour de nouvelles expériences.

Nous résumons ici les médicaments principaux et les plus efficaces. Dans les états aigus de la conjonctivite granuleuse c'est

1. Remèdes : *Acide* acétique, borique, chromique, gallique (gallicine, g. iodé), iodhydrique. lactique, phénique, phosphorique, sulfurique, tannique, *aïrol*, *alcool* (bain, humectation), *alun*, *ammoniac* (chlorhydrate d'), *antipyrine*, *argent* (citrate, itrol, iodure à l'état naissant, largin, nitrate, protéinate : protargol), *argentamine*, *arsenic sulfuré*, *berbérine*, *bicarbonate de soude*, *borax*, *calomel*, *camphre*, *cantharidate de potasse*, *citron* (jus), *chinine* (bisulfate, sulfate), *copahu*, *créoline*, cuivre (acétate, citrate, cuprargol, cuprol), *eau :* de chlore, oxygénée, de plomb, de putier, *fer* (sesquichlorate, sulfate), *formol*, glycérine (avec : sulfate de cuivre, résorcine, guaïacol), *guaïacol*, *huile* (caustique, de cade), *hydrastine*, *ichtargan*, *ichthyol*, *jéquirity* (jéquiritol), *iode* (trichloride, i. en solution éthérée, dans l'huile de vaseline ou glycérine, teinture), *iodure de potassium*, *iodoforme*, *itrol* (citrate d'argent), *largin*, *mercure* (bichlorure ou sublimé, biiodure, nitrate acide, oxycyanure, précipité blanc ou rouge), *naphthol B*, *or* (chlorure), *ortie* (décocté), *pancréas* (extrait), *pétrole* (brut), *permanganate de potasse*, *plomb* (eau, acétate neutre, sous-acétate), *potasse caustique*, *protargol* (protéinate d'argent), *pyoctanine*, *resorcine* (avec glycérine), *sang d'anguille*, *suprarénine*, *tanin* (pulvérisé), *teinture* (d'iode, d'opium), *zinc* (acétique, chlorure, sozojodol, sulfate), *xéroforme*.

presque toujours le nitrate d'argent qui nous aide à éviter ou à traverser avec moins de dangers les complications de la part de la cornée. Nous avons employé la solution de 1 ou 2 0/0 en la neutralisant de la manière connue. Les solutions plus faibles données en main au malade ne valent presque rien ; d'abord si une complication intervient, le médicament, au lieu d'être utile, peut faire des ravages. Dans les cas de conjonctivite folliculaire chronique le tanin 1/2 0/0 a un bon effet ; mais aussi le protargol 2-5 0/0, surtout en cas de conjonctivite folliculaire aiguë, fait souvent son devoir [1]. Au cas où la maladie est si aiguë que la conjonctive bulbaire prenne part aussi à la congestion (ophtalmie catarrho-folliculaire), on applique avantageusement des compresses avec de l'eau de plomb (simple, non de Goulard), ou d'une solution d'acétate basique de plomb mêlée à un pour vingt d'eau pure. Le collyre astringent jaune ou de sulfate de zinc a raison quand la maladie s'approche de la fin.

Avec le crayon de nitrate d'argent, plusieurs auteurs [2] ont eu du malheur ; on l'a mitigé avec du nitrate de potasse, mais même ainsi il n'est presque d'aucun usage dans le traitement de la conjonctivite granuleuse.

Dès que la sécrétion de la conjonctivite granuleuse cesse, comme dans les cas invétérés, on applique le crayon de sulfate de cuivre ; celui-ci est contre-indiqué dans les cas d'infiltration et d'ulcération de la cornée. J'ai eu des malades qui se plaignaient d'avoir été si fortement cautérisés avec le crayon bleu, par quelques-uns de mes prédécesseurs, que le lit, sur lequel ils tombaient, sautait avec eux. Je n'ai pas compris l'intention de ce traitement trop héroïque. Près de la fin du traitement on peut donner le cuivre en pommade et voir plus rarement le malade.

Dans l'armée il y a des cas en grande partie au commencement de la maladie où les *lavages* au sublimé 1 pour un, deux ou trois mille, constituent le meilleur traitement, car, par leur simplicité, ils sont facilement maniables et expéditifs ; mais on ne doit pas les dégrader au point de les confier à des personnes subalternes du médecin, qui ne possèdent pas une culture médicale complète. C'est au VIIe congrès international d'ophtalmologie en 1888 (*Bulletin respectif*, p. 449), que j'ai décrit la *méthode roumaine* des

1. Saemisch (*l. c.*, p. 60) dit qu'une solution de protargol 20 0/0 n'a pas un meilleur effet qu'une solution de nitrate d'argent 1 0/0. A cause de cette remarque il n'applique plus les équivalents (surrogate) du nitrate d'argent.

2. Chez nous parle de tel désastre M. Corvin, *Conjunctivita granuloasa*. Iasi, 1897, p. 45.

lavages des granulations non inflammées. Plus tard, en 1890, les frères KEINING, que M. HIPPEL[1] nomme dilettanti en ophtalmologie, publient le même procédé[2].

Quand les granulations sont dures, sèches, elle ne cèdent pas au traitement cuivré ou aux lavages : c'est alors que nous avons employé d'abord le *thermocautère*, et plus tard le *galvanocautère ;* quelquefois aussi le *raclage*, mais avec moins de bonheur que le galvanocautère[3].

Je me suis élevé contre tout traitement héroïque des granulations en 1896 ; mais, spécialement contre le brossage déjà en 1891[4], d'abord parce que j'ai vu des propositions faites aux malades à tout degré pour se laisser *brosser*. C'est facile à dire : « folliculaire ou granuleuse, peu importe, on doit brosser, la maladie légère ou grave guérit en tout cas » ; mais la conscience doit aussi avoir ici son droit. Par les citations suivantes je veux corroborer ma conviction d'alors avec les opinions de différents auteurs contraires à quelqu'une ou à toutes les méthodes chirurgicales.

Contre le raclage (ophtalmo ou blepharoxysis) de HIPPOCRATE s'est prononcé CELSE[5], mais il est un peu réservé, parce qu'il dit qu'on ne doit pas employer ce procédé trop souvent et seulement quand les rugosités sont prononcées et chroniques. Dans l'époque Galénique c'est SÉVÈRUS qui rejette le brossage (blépharoxystron de PAUL d'ÉGINE) sous toutes ses formes, en l'accusant d'aggraver le trachome et en y substituant le massage[6].

MACKENZIE (*l. c.*, p. 696) dit que lorsque les granulations de la conjonctive sont devenues très exubérantes et ont persisté pendant plusieurs mois malgré l'essai régulier de plusieurs traitements, on peut avoir recours à l'excision ; mais il faut prendre garde, en pratiquant cette opération, d'enlever plus que la couche granuleuse. Sans cela, il pourrait se former des cicatrices dures et irrégulières. WARLOMONT et TESTELIN de leur côté remarquent : nous considérons l'excision comme un mauvais procédé qui dépasse le but ou ne l'atteint pas. Elle détermine la formation de

1. *Klinische Monatsbl. f. Augenheilk*, 1881 *Bericht d. opht. Gesel.*), p. 92.
2. *Deutsche med. Wochenschr.*, 1900, p. 1903 (*La Semaine méd.*, p. (CLXXII).
3. Les medicastres raclent la conjonctive dans n'importe quelle ophtalmie avec une pièce nouvelle d'argent aux marges tranchantes, laquelle naturellement s'en va après fait accompli dans la poche du médicastre.
4. *Klinische Monatsblätter für Augenheilkunde*, 896, p. 91, et *Progresul medical roman*, 1891 p. 122.
5. *De re medica*, VI, 6, 26 et *Boldt, l. c.*, p. 173.
6. PANAS, *Traité des maladies des yeux*. Paris, 1894, t. II, p. 234, et LABITTE, *Etude sur le traitement chir. des conj. gr.* Paris, 1893, p. 11.

brides, et rarement enlève tout ce qu'on veut faire disparaître. Tout au plus, pourrait-on y recourir pour supprimer la partie la plus saillante de granulations fongueuses très élevées.

Quant à la BROSSE (scardasso) de BORELLI [1], M. ZEHENDER [2] dit que la méthode avec elle est rationnelle, mais à peine exécutable.

M. SATTLER [3] préfère les lavages au brossage. M. PARISOTTI [4] redoute le brossage, parce qu'il va souvent trop profondément et peut avoir des suites fâcheuses. M. TROUSSEAU [5] dit que l'opération par la brosse est impuissante pour amener la guérison ; dans les cas moyens il abrège la durée du mal, mais ne prévient pas les récidives qui seraient la règle ; enfin en d'autres cas il ne donne aucun résultat favorable. Le frottage avec du coton hydrophile imbibé de sublimé convient aux cas légers et moyens. M. ROGMAN [6] dit que le brossage est passible du reproche de léser trop profondément les parties saines de la conjonctive, dont des lambeaux entiers peuvent être emportés, et, s'il est exécuté avec plus de ménagements, de ne pas enlever complètement le tissu malade. D'après M. WECKER [7] le brossage est tout à fait contre-indiqué quand il existe une sécrétion conjonctivale abondante. M. KUHNT [8] préfère l'excision au brossage ; le galvanocautère convient aux cas légers et moyens. M. KALT [9], après avoir scarifié et brossé des centaines de malades, dit avec TROUSSEAU, que les résultats du brossage sont assez aléatoires et que dans nombre de cas il faut revenir aux anciennes cautérisations. KALT a obtenu d'excellents résultats par des irrigations quotidiennes pratiquées pendant des mois avec la solution de permanganate. M. BLESSIG [10] rapporte que le traitement du trachome à l'hôpital ophtalmologique de Saint-Pétersbourg s'effectue avec le poinçon métallique de SCHRŒDER. La thérapie chirurgicale ne guérit pas le trachome d'une façon complète, mais elle raccourcit beaucoup la durée de la maladie ; les médicaments n'ont pas perdu de leur importance. M. BURNETT [11] dit

1. *Giornale di ottalmologia*. Torino, 1859, p. 14.
2. *Handbuch d. gesammlen Augenheilk*. Stuttgart, 1874, t. I, p. 124.
3. *Die Trachombehandl, einst. u. jetzt*. Berlin 1891, et *Klin Monatsbl. Opht. Vers*. 1891 p, 98.
4. *Revue génér. d'opht.*, 1893 p. 292.
5. La même revue, p. 500.
6. *Traitement du trachome*. Extrait de la *Flandre médicale*. Gand, 1894, p. 6.
7. *Congrès de la Soc. franç. d'opht.*, 3 mai 1892.
8. *Ueber die Therapie d. conj. gran.*. Iéna, 1897, p. 87 et 102.
9. ROBIN. *Traité de thérapeutique appliquée*. Paris, 1897, p. 167 et 170.
10. *Revue gén. d'opht.*, 1897, p. 497.
11. NORRIS OLIVER. *System of diseases of the eye*. London et Philadelphia, 1898, t. III, p. 220.

que le brossage et le grattage détruisent beaucoup les tissus normaux. L'auteur est pour l'excision. M. SAEMISCH (*l. c.*, p. 194) s'exprime quant au brossage qu'il produit dans la conjonctive lésée des transformations cicatricielles étendues.

La PINCE de M. KNAPP [1], comme s'exprime l'inventeur, prépare par l'expression seulement un meilleur terrain pour les agents thérapeutiques. M. TROUSSEAU (*l. c.*) dit que l'emploi du forceps de KNAPP lui a donné de grandes satisfactions et quelques échecs. M. KUHNT (*l. c.*, p. 108) rejette la pince de KNAPP dans les cas graves, succulents, parce que dans ces cas il se produit un rétrécissement du sac conjonctival. KUHNT a inventé son *expresseur* dont il fait usage. M. RAEHLMANN [2] accuse cette pince de provoquer souvent un symblepharon; M. IMRE [3] dit qu'elle ne ménage pas suffisamment les tissus sains et produit des cicatrices; enfin M. SAEMISCH (*l. c.*, p. 190) est aussi contre cette pince dans les cas d'hypertrophie papillaire et d'infiltration de la conjonctive jusqu'au tarse, car la conjonctive se lèse facilement et se produisent des cicatrices étendues.

L'EXCISION, dit M. TROUSSEAU [4], fait naître des eschares, diminue la profondeur des culs-de-sac et n'empêche pas les récidives. M. SATTLER (*l. c.*) déclare que la thérapie par excision raccourcit la maladie; mais quant à lui, il préfère les procédés plus conservatifs.

Sa méthode est d'ouvrir et vider chaque granule à part. Contre l'excision s'est prononcé aussi M. WECKER (*l. c.*). Le dicton de PANAS est : ou l'étoffe va manquer c'est une faute de ne pas la ménager. M. CERASO [5] est d'opinion que la galvanocautérisation comme l'excision des culs-de-sac ont l'inconvénient de provoquer des cicatrices qui favorisent l'entropion et la xérophtalmie. M. KUHNT (*l. c.*, p. 113) est partisan de l'excision, cependant il la taxe de méthode destructive, délétère. M. FERNANDES [6] déclare : nous nous sommes détournés de l'excision du cul-de-sac, du grattage, de l'expression; en somme nous nous déclarons opposés aux mutilations de la conjonctive. L'auteur est partisan des injections sous-conjonctivales de permanganate de potasse 1/1.000. M. HOPPE [7]

1. *Comptes rendus du XIIe congrès internat. de méd.* Moscou, 1898, t. VII, s. XI, p. 83.
2. *Ueber den Heilungswerth d. Therapie bei Trachom.* Berlin, 1898, p. 34.
3. *Ungarische Beiträge zur Augenheilk.* Lepzig u. Wien, 1903, t. III, p. 5.
4. *Leçons pratiques de thérapeutique oculaire.* Paris, 1889, p. 85.
5. *Revue gén. d'opht.*, 1896, p. 21.
6. La même revue, 1897, p. 443.
7. *Klinische Monatsblätter für Augenheilkunde*, 1898, p. 225.

dit : Si tous les autres moyens chirurgicaux moins énergiques ont été épuisés sans aucun résultat, on peut essayer l'excision. Elle ne raccourcit pas sensiblement le temps du traitement. Il a vu quelques cas d'excision en un état désolé. M. Raehlman (*l. c.*, p. 23) énonce : En conservant autant que possible de la surface conjonctivale, ça doit rester le but du traitement. Enfin, M. Saemisch (*l. c.*, p. 195) se prononce aussi contre l'excision, en la nommant *ultima ratio* de la thérapie. On perd par elle des tissus qui ne seraient pas complètement détruits par le processus morbide. On a vu après elles se former des symblépharons étendus et des récidives. Je cite encore parmi les adversaires des excisions, les MM. Zehender (*l. c.*, p. 127), Hippel (*l. c.*) et Michel [1]; le dernier admettant éventuellement les incisions dans la conjonctive avec expression du contenu des granules ou le thermocautère, même une curette tranchante.

Il nous reste maintenant de citer les opinions des ADVERSAIRES A TOUTES LES INTERVENTIONS CHIRURGICALES en cas de conjonctivite granuleuse.

M. Cohn (*l. c.*, p. 158) s'exprime contre l'expression et l'excision de peur des cicatrices affreuses. M. Labitte (*l. c.*, p. 52) dit que ce n'est que dans les formes exceptionnellement rebelles et tenaces qu'on pourra employer les moyens violents, quand nous risquons de compromettre l'état de la muqueuse. MM. Brun et Morax [2] déclarent qu'aucun des procédés chirurgicaux n'a pour lui-même une valeur curative absolue; ils agissent, dans certains cas, un peu plus rapidement en apparence que les procédés médicaux. M. Fuchs [3] a essayé plusieurs des méthodes chirurgicales, mais il est revenu aux remèdes qu'il a toujours employés. L'excision raccourcit la conjonctive malade, mais non la maladie. M. le médecin militaire Shongolowitsch [4] opine que le traitement chirurgical du trachome n'est pas nécessaire.

Panas (*l. c.*, p. 240) parle des scarifications, curettage, expression, mais sans négliger les topiques modificants. M. Bacchi [5] pense que le traitement chirugical du trachome non seulement n'atteint pas le but de guérir la maladie, mais aggrave par de nouvelles altérations la symptomatologie de la maladie. M. Eversbusch [6] est revenu de toutes les méthodes énergiques à cause des

1. *Archiv. f. Augenheilk*, XVI, 1886, p. 348, et *Jahresbericht, f. opht.*, 1886, p. 332.
2. *Thérapeutique oculaire*. Paris, 1899, p. 153.
3. *Lehrbuch der Augenheilk*. Leipzig u. Wien, 1894, p. 95.
4. *Revue générale d'opht.*, 1894, p. 541.
5. La même revue, 1895, p. 211.
6. *Klinische Monatsblätter f. Augenheilk*, 1896, p. 1.

cicatrices qui en résultent et opère si peu que possible. Il fait seulement la canthoplastie. M. Logetschnikow [1] préconise le traitement chirurgical suivi d'une médication assidue par les agents thérapeutiques.

Nous avons vu l'opinion de M. Fernandes dans cette matière à la question de l'excision. M. Baudry [2] n'ose soumettre au traitement chirurgical que les cas rebelles, avec récidives fréquentes. M. Raehlmann (*l. c.*, p. 35) ouvre et exprime les granules et les traite avec médicaments ; les autres méthodes chirurgicales sont à rejeter.

J'ai regardé ici le revers de la question du traitement chirurgical de la conjonctivite granuleuse, non avec l'intention de déconseiller obstinément aux commençants sur le terrain granuleux les interventions chirurgicales, mais de les rendre attentifs aux exagérations et aux panacées décrétées toujours bonnes et cela pour tous les cas. Seulement les optimistes, ou, comme dit Hippel, les dilettantes en ophtalmologie peuvent émettre une telle idée erronée.

Quant aux autres médications j'ai encore à ajouter quelques remarques. J'ai rencontré une observation dans la littérature [3], dans laquelle se constate que la rougeole a guéri complètement chez un malade la conjonctivite granuleuse, qui existait avant la maladie. Jusqu'ici les inoculations blennorrhagiques et érysipélateuses sont encore dangereuses, car on ne sait pas couper leur atrocité dans le moment opportun ; tandis que la question du jequirity, après avoir été presque entièrement oubliée, est maintenant entrée dans une nouvelle phase. On a préparé un sérum de jequiritol, lequel a une force immunisante contre le jequiritol ; par conséquent nous possédons un dosage, par lequel nous pouvons éviter les dangers qui inhéraient au traitement jequirityque,

Le frottage avec une peau de poisson, os de sèche, têtes de chardon, ponçage à la pierre ponce, émétique à l'intérieur, etc., resteront, je le crois, pour toujours du domaine de l'histoire du traitement de la conjonctivite granuleuse.

Enfin le traitement prophylactique se peut résumer en faisant une comparaison avec l'adage du grand Napoléon qui demande pour la guerre trois fois l'argent, en ces trois mots : médecins, médecins, et, de nouveau, médecins. Naturellement que l'activité du médecin est plus fructueuse dès qu'elle se passe dans un hôpital, mais pour le traitement de la conjonctivite granuleuse sans

1. *Revue génér. d'opht.*, 1897, p. 496.
2. *Le Mois médical* (et *Nord médical*), 1898, p. 65.
3. Fialkowsky. *Jahresbericht f. ophtalm.*, 1888, p. 538.

complications il suffit d'aussi une infirmerie ou polyclinique. Il usera sagement de ce que la science lui indique et appliquera les lois existantes dans quelques pays (en Hongrie, en Prusse orientale et occidentale), soit dans les écoles, ou dans l'armée, dans des quartiers insalubres où doit régner l'hygiène, etc.

Par cet aperçu j'espère avoir éclairé un peu l'aspect de la question et donné une direction utile pour des nouvelles recherches à l'avenir sur cette maladie si fastidieuse pour le médecin et plus encore pour le malade.

PARIS. — IMPRIMERIE F. LEVÉ, RUE CASSETTE, 17.

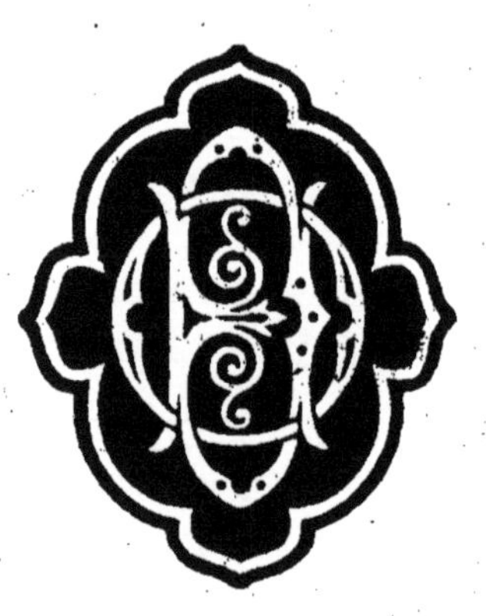

www.ingramcontent.com/pod-product-compliance
Ingram Content Group UK Ltd.
Pitfield, Milton Keynes, MK11 3LW, UK
UKHW020508180726
13839UKWH00004B/1966